# Sammelsurium
## *richtig zugeordnet*

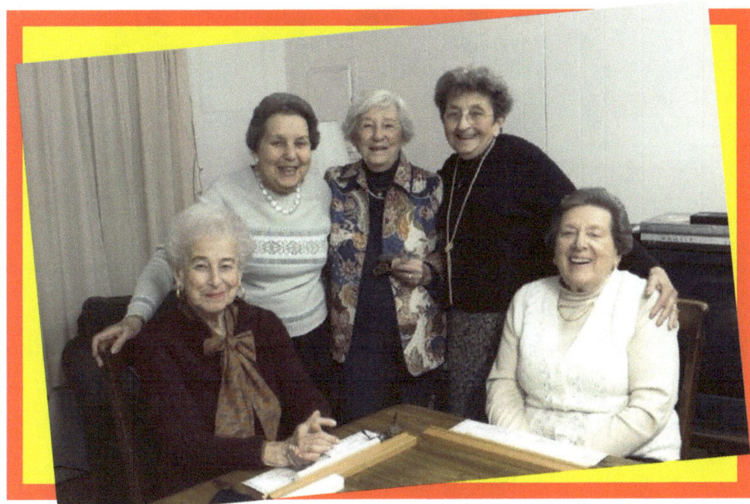

*Ein Rätselspaß für Senioren, der zum aktiven Mit- und Nachdenken anregt*

**Copyright © 2019by Denis Geier**
Imprint: Independently published
ISBN: 9781793939838

**Sie finden uns im Internet unter**
**www.AktivierungsCoach.de**



*Liebe Kolleginnen und Kollegen,*

auch diesmal wieder möchten wir Ihnen nützliche Vorlagen für ein einfaches und leichtverständliches Seniorenbeschäftigungsangebot zur Verfügung stellen!

In dieser Aktivierungsmaßnahme geht es heute darum, aus einer Vielzahl bzw. aus einen Sammelsurium von unterschiedlichen Bildkarten jeweils zwei Karten herauszufiltern, mit denen man ein sogenanntes Doppelwort bilden kann.

Diese einfache Zuordnungsaufgabe fördert und fordert die visuelle Wahrnehmung Ihrer Bewohner sowie die gesellschaftliche Teilhabe durch Förderung der Kommunikation untereinander (Bewohner müssen miteinander kommunizieren – reden), damit neue Lösungsworte gemeinsam gefunden werden. Außerdem wird durch das spielerische Zuordnen der einzelnen Bildkarten das Gedächtnis gefordert (Wortfindungsaufgabe mit visueller Zuordnung von zwei unterschiedlichen Bildern).

### Kurze Spielanweisung/Spielregeln:
Platzieren Sie Ihre Bewohner idealerweise um einen großen Tisch herum, sodass jeder Bewohner von seinem Sitzplatz aus gut den Tisch erreichen kann. Nun mischen Sie alle Bildkarten gründlich und legen Sie diese, für alle gut sichtbar, mit der Bildseite nach oben auf den Tisch. Erklären Sie dann die Aufgabe. Die Bewohner sollen aus den Bildkarten, die auf dem Tisch liegen, Doppelwörter bilden (gerne können Sie auch Ihren Teilnehmern ein Beispiel zeigen). Die Karten, mit denen Ihre Senioren nun ein

Doppelwort gebildet haben, werden dann anschließend entfernt.

### Beispiel:

Eine Bildkarte mit Milch und eine Bildkarte mit einem Topf ergeben das

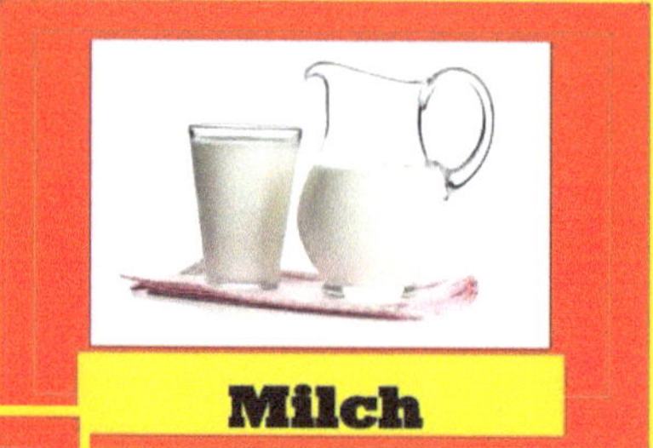


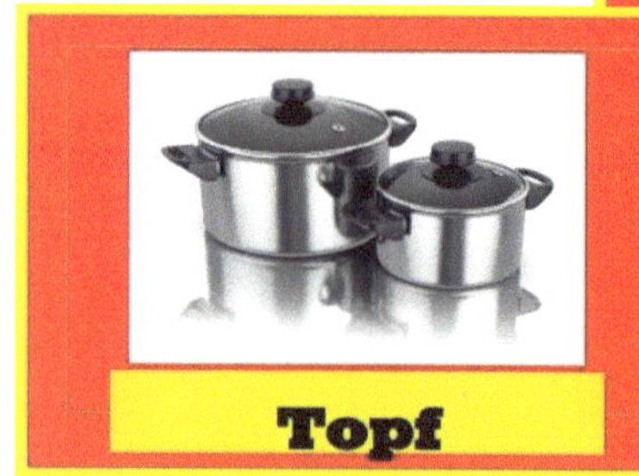


Doppelwort:

## *Milchtopf*

Das ist richtig!

Nun werden diese beiden Bildkarten aus dem Spiel entfernt (Sie als Alltagsbegleiter/-in können, wenn Sie möchten, diese Karten zum Beispiel einsammeln). Ist dies geschehen, sollen Ihre Teilnehmer nun versuchen, mit den restlichen Karten weitere Doppelworte zu bilden. Das Spiel ist beendet, wenn keine Bildkarten mehr auf dem Tisch liegen oder ihnen keine neuen Worte einfallen. Es gibt bei diesem Nachdenkspiel also keinen einzelnen Gewinner – es geht darum, möglichst als Gruppe so viele Doppelworte wie möglich zu finden.

### Wichtig:

Bei dieser Aktivierung geht es nicht reihum, jeder Teilnehmer kann seine Vorschläge (Wortideen) einfach jederzeit in die Runde rufen – ein kommunikatives Miteinander ist in diesem Fall sogar  erwünscht. Wer also ein Doppelwort bilden kann, sollte es auch tun, es geht hier nämlich um das Mitmachen Ihrer Bewohner.

### Achtung:

Bevor Sie diese Bildkartenvorlagen das erste Mal nutzen, müssen Sie sämtliche Vorlagen aus diesem Heft herausschneiden und anschließend – idealerweise – mit einem Laminiergerät verschweißen.

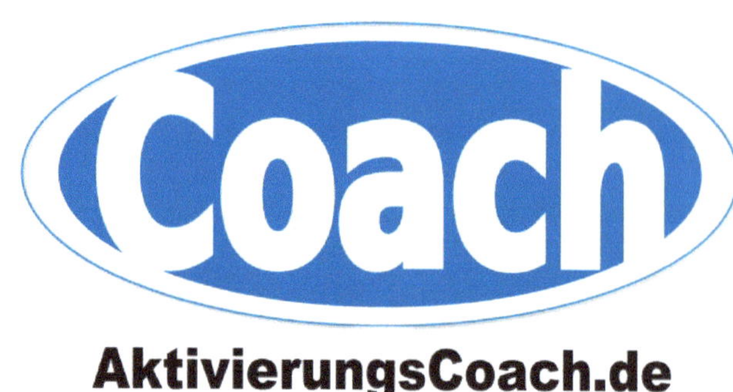



### Quellenangabe:

Autor: Denis Geier
Redigierung: Jennifer Rößler
Foto Buchcover Vorderseite "Paar": Lammeyer © Can Stock Photo,  Foto Buchrücken: bialasiewicz © envato.com, Foto Seite 1 jacklyric © Can Stock Photo, Foto "Suppe": tycoon101 © envato.com, Foto "Hühner": icefront © envato.com, Foto "Vogel": Creative-Nature_nl© envato.com, Foto "Zug":  den-belitsky © envato.com, Foto "Bienen": Anterovium © envato.com, Foto "Stock":  halfpoint © envato.com, Foto "Fenster":  Maciejbledowski © envato.com, Foto "Bank": Pilat666 © envato.com, Foto "Spiegel": dolgachov © envato.com, Foto "Eier":  Valengilda © envato.com, Foto "Eis": Joe Belanger © envato.com, Foto "Bär":  byrdyak © envato.com, Foto "Tisch": Photology75 © envato.com, Foto "Tennis": Rawpixel © envato.com, Foto "Auto": Givaga © envato.com, Foto "Radio": tiler84 © envato.com, Foto "Blumen": Galyna Andrushko © envato.com, Foto "Kohl": Andrea Hast © envato.com, Foto "Wein": Alexlukin © envato.com, Foto "Berg": porojnicu © envato.com, Foto "Hunde": koldunov © envato.com, Foto "Hütte": ivankmit © envato.com, Foto "Milch": jirkaejc © envato.com, Foto "Kochtöpfe": maxxyustas © envato.com, Foto "Bett": bialasiewicz © envato.com, Foto "Wäsche": joebelanger © envato.com,

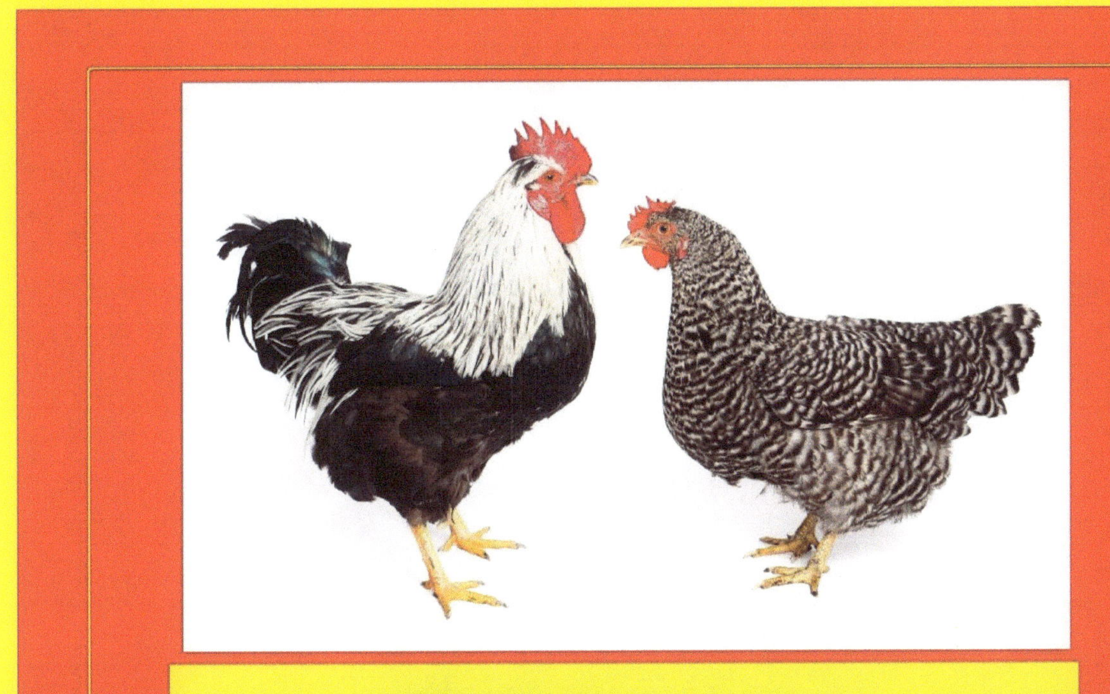

# Hühner

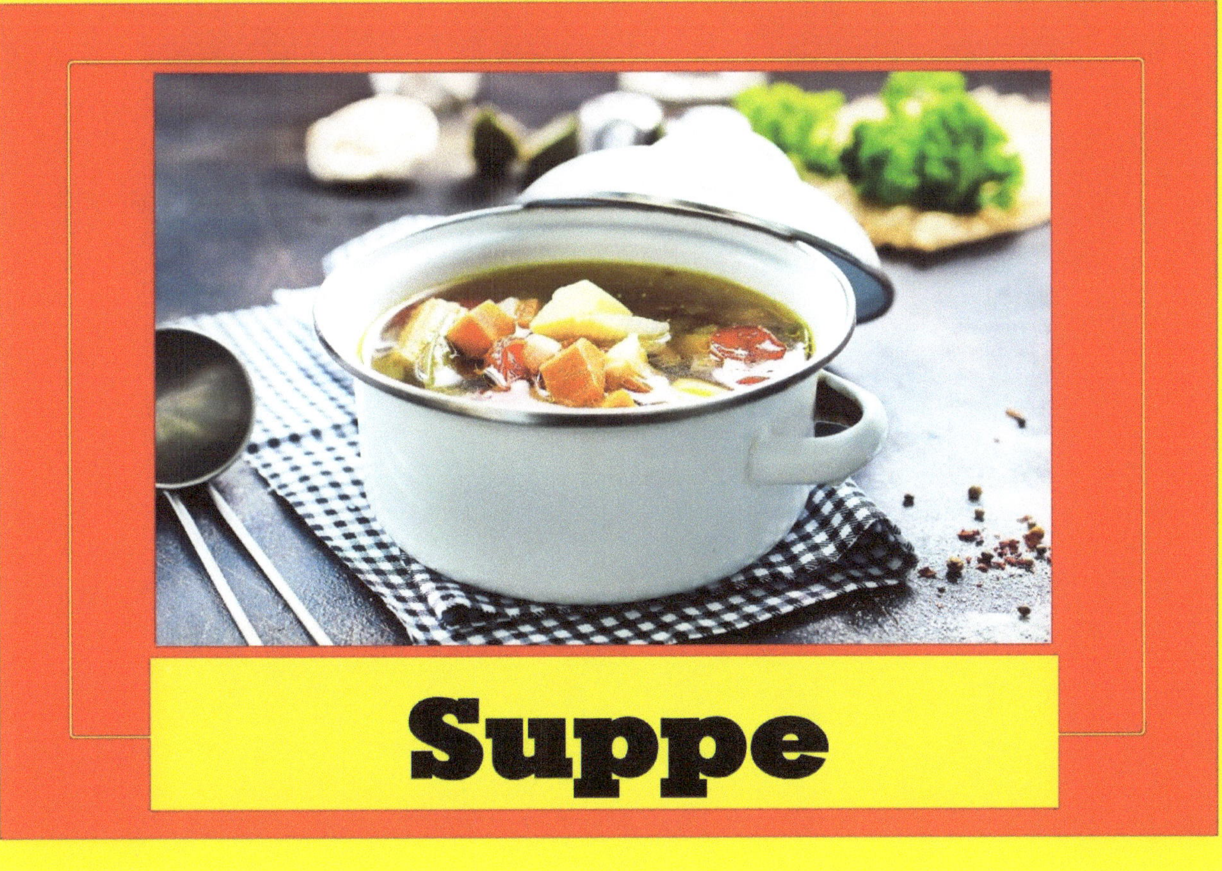

# Suppe

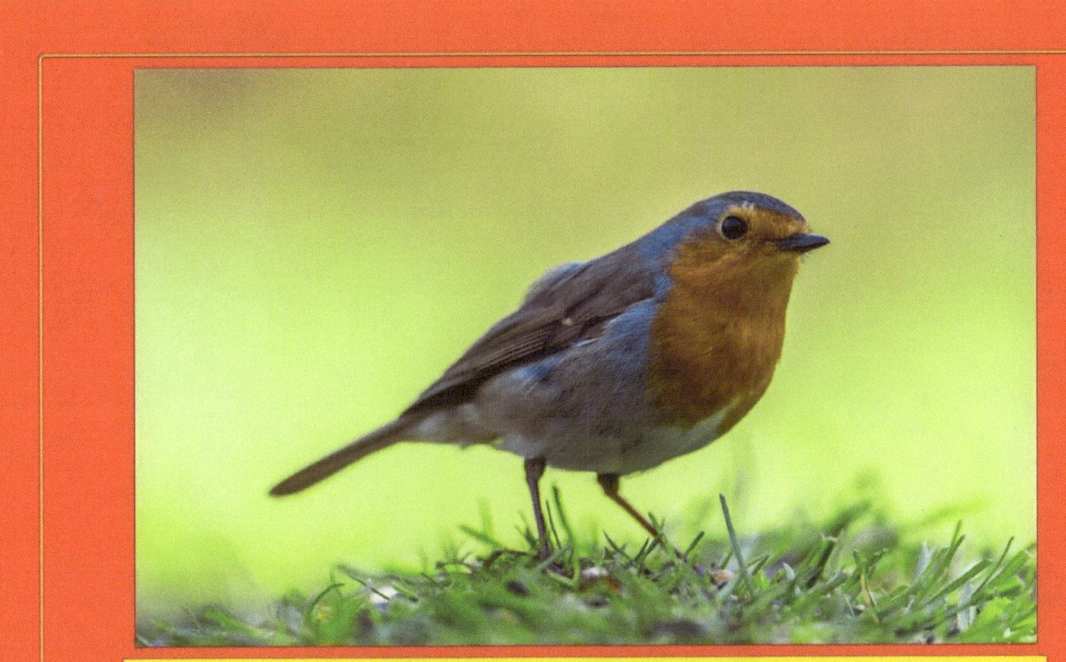

# Vogel

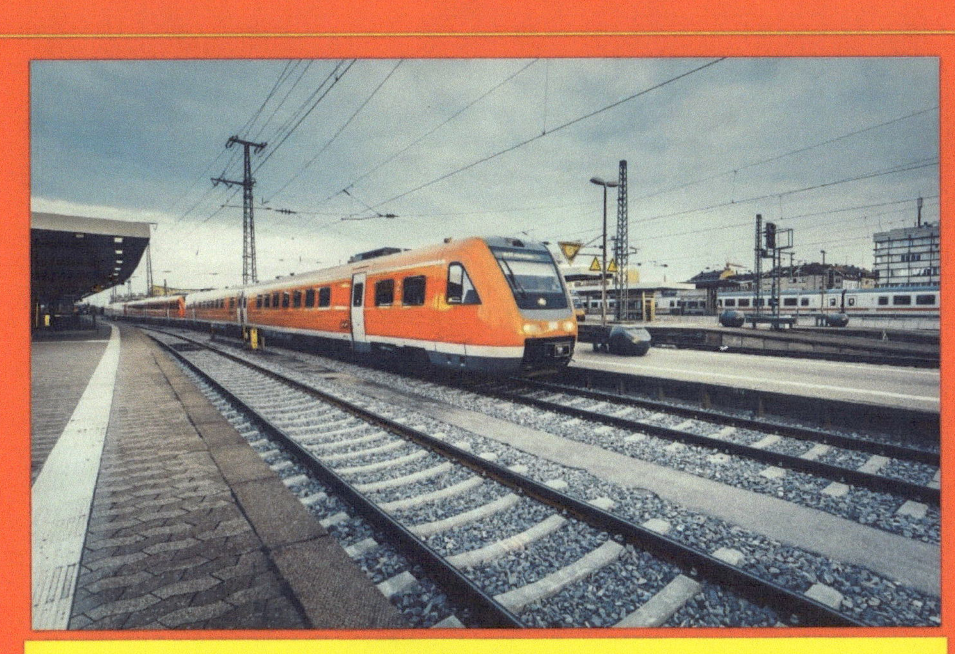

# Zug

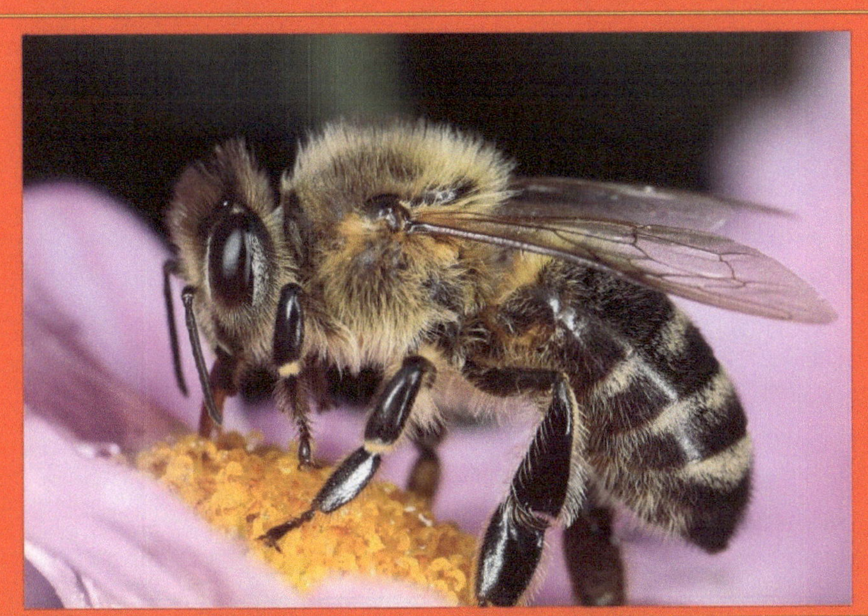

**Bienen**

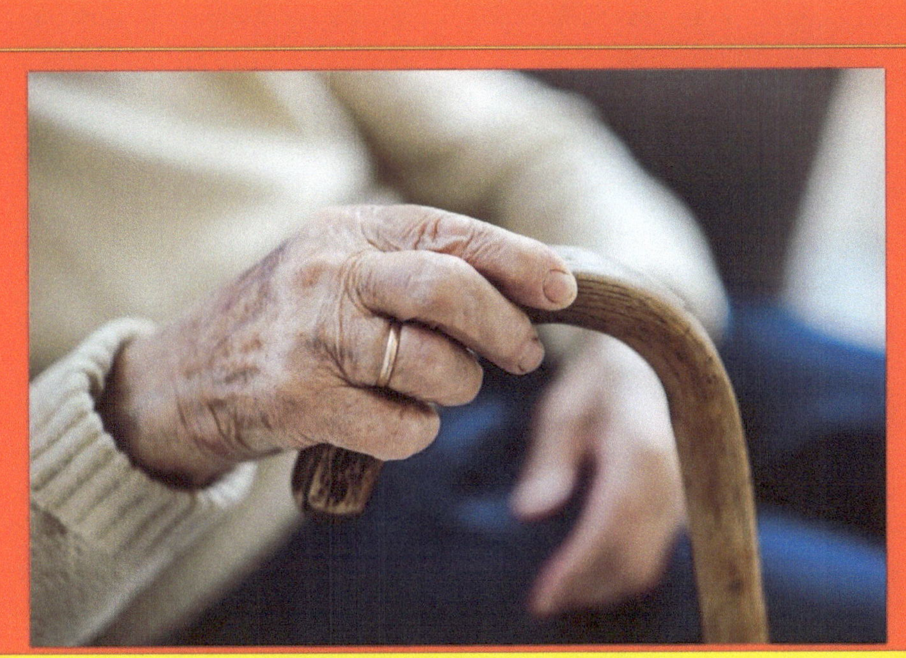

**Stock**

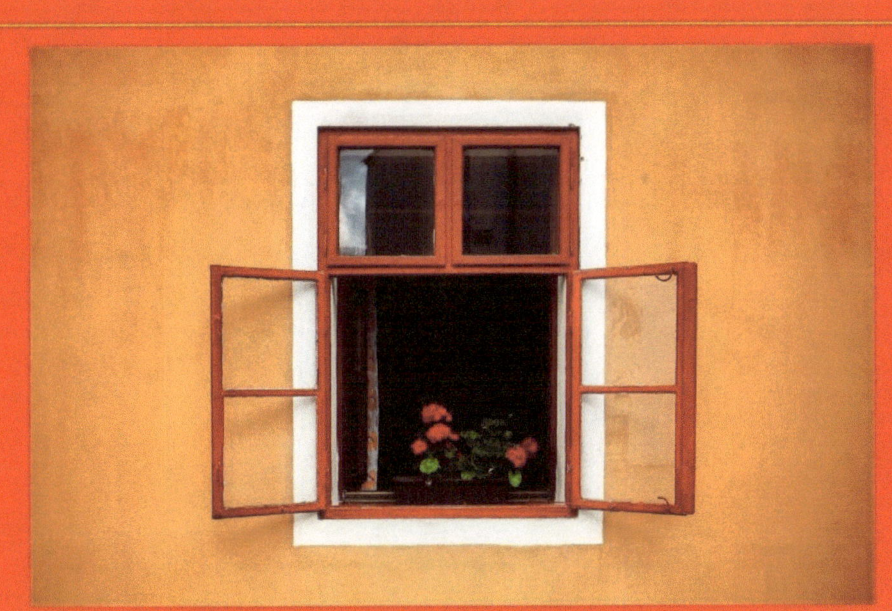

# Fenster

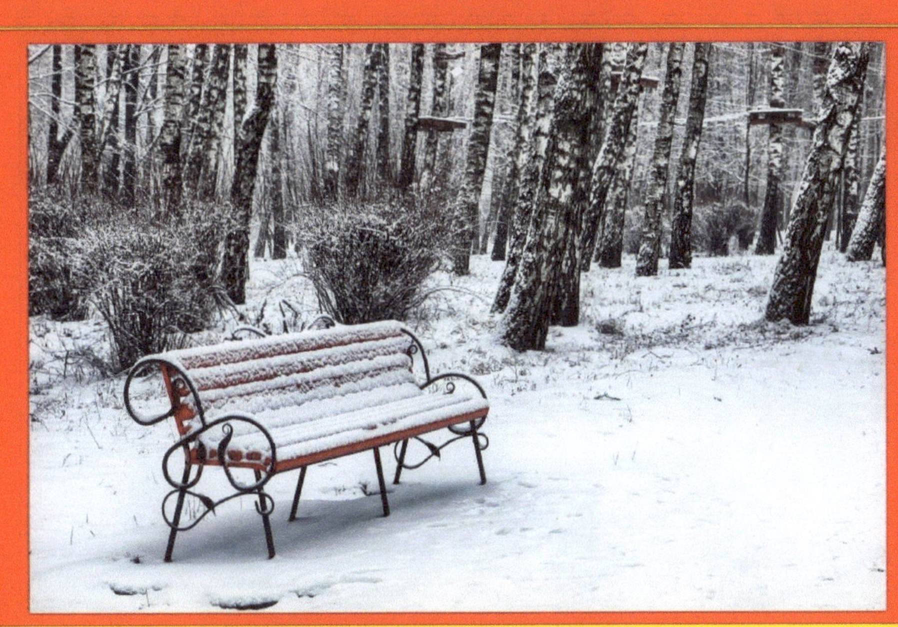

# Bank

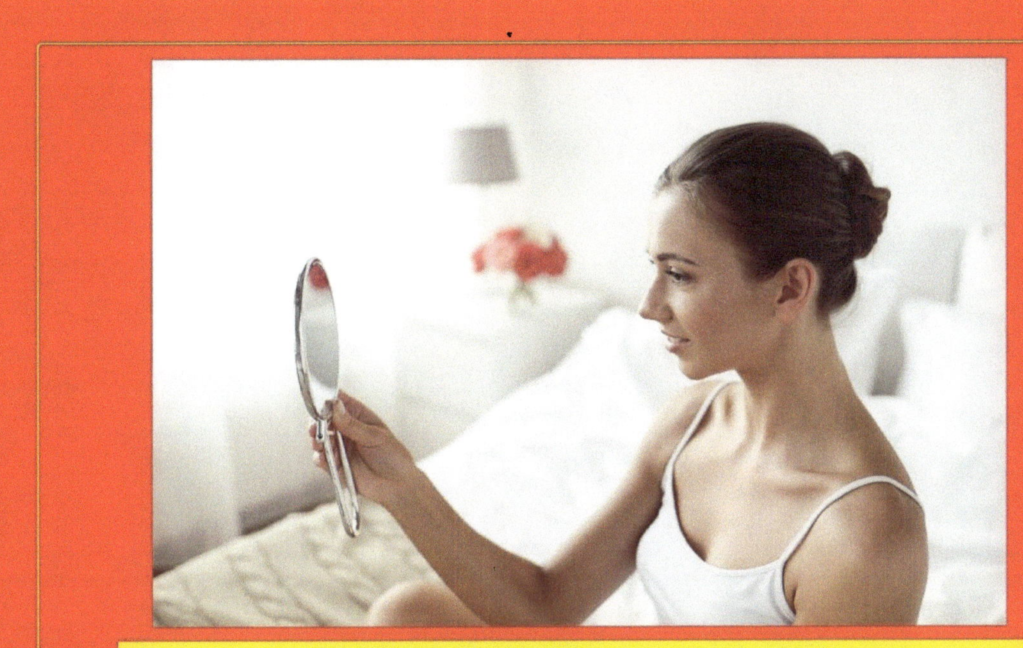

# Spiegel

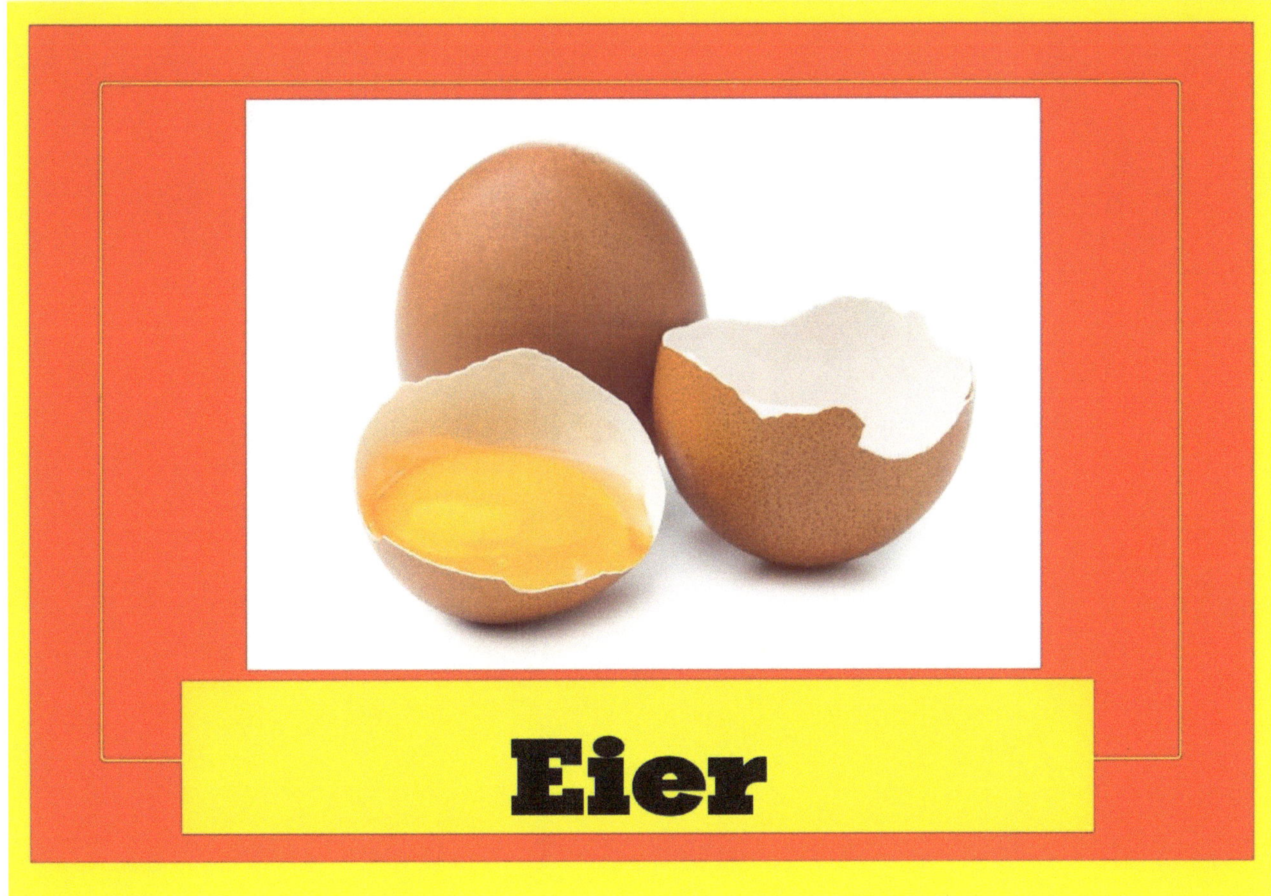

# Eier

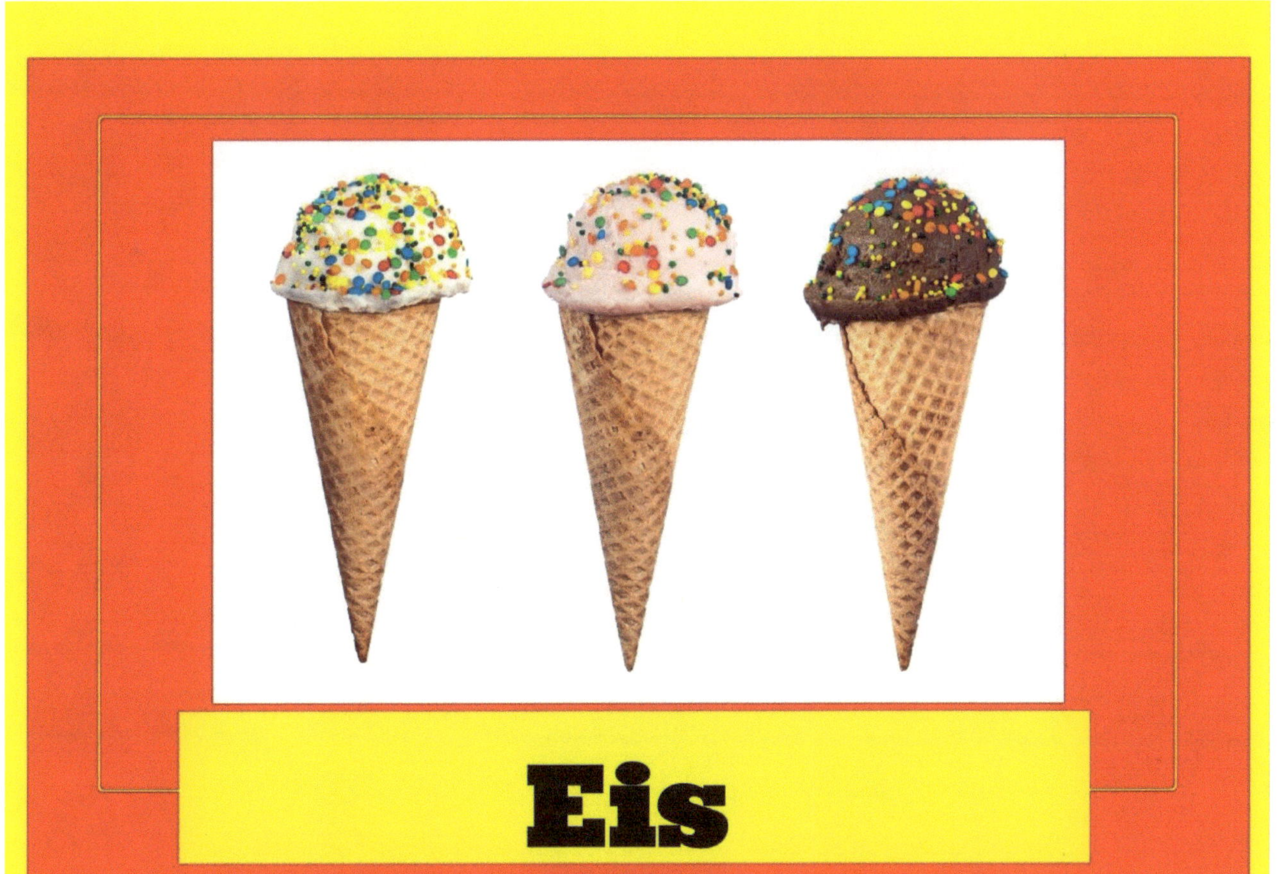

**Eis**

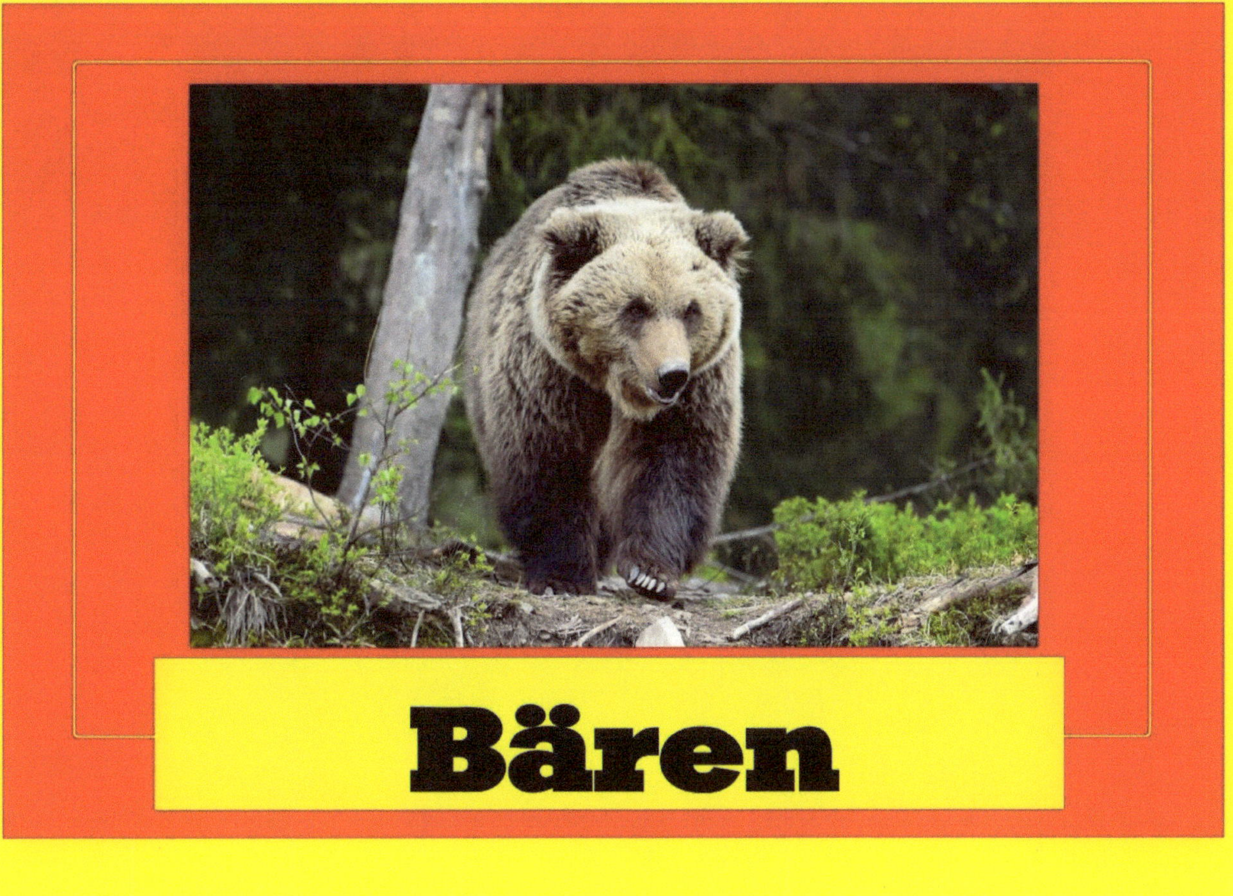

**Bären**

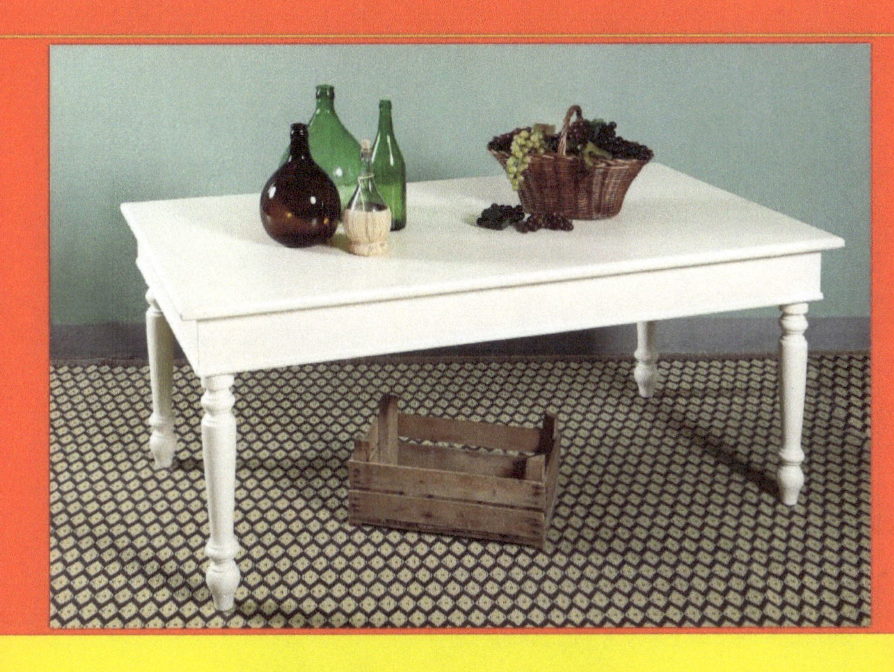

# Tisch

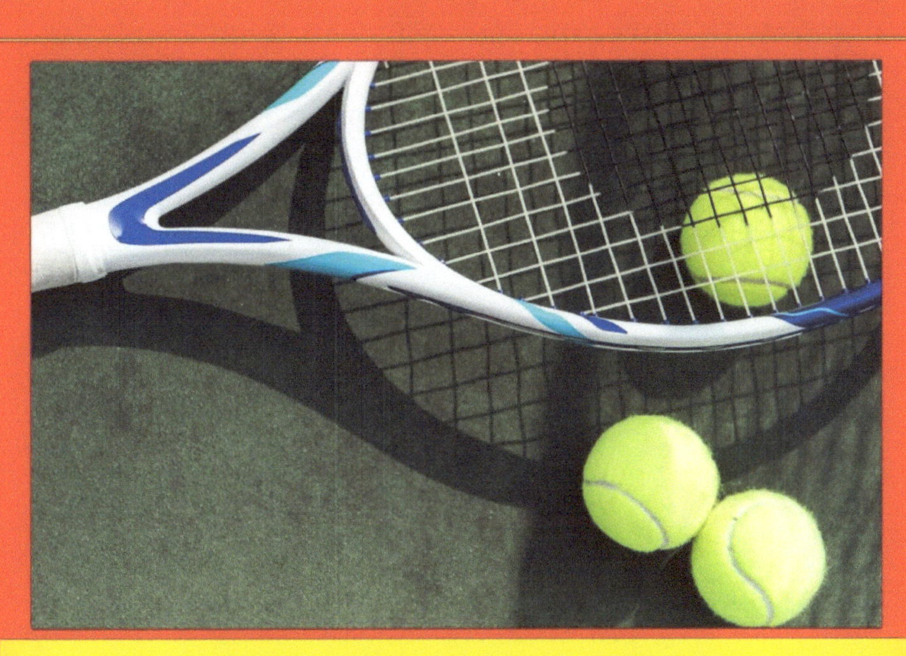

# Tennis

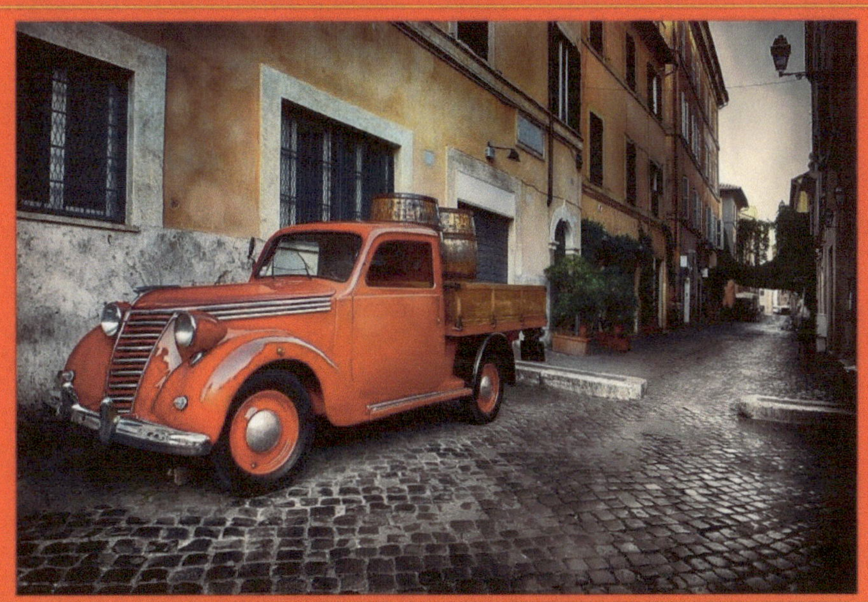

# Auto

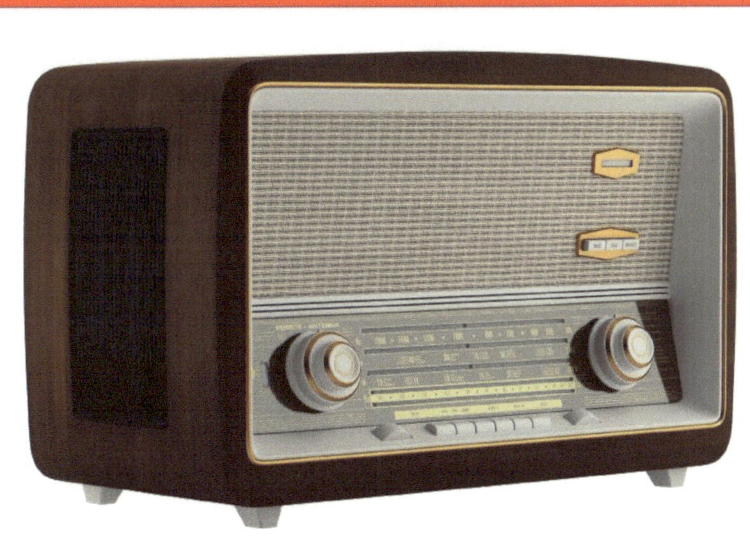

# Radio

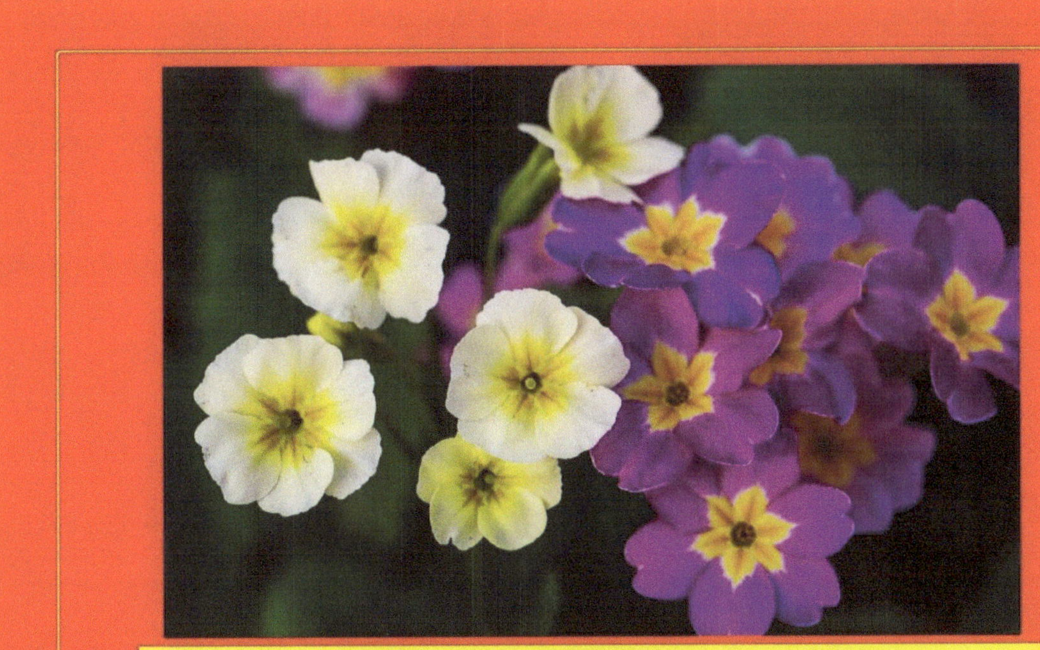

**Blumen**

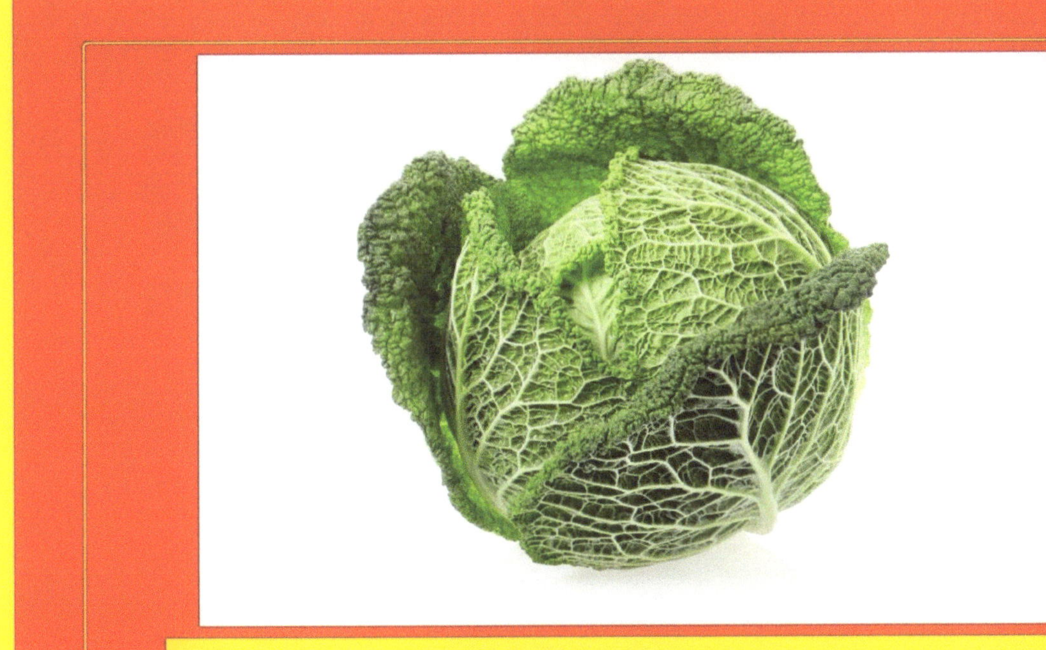

**Kohl**

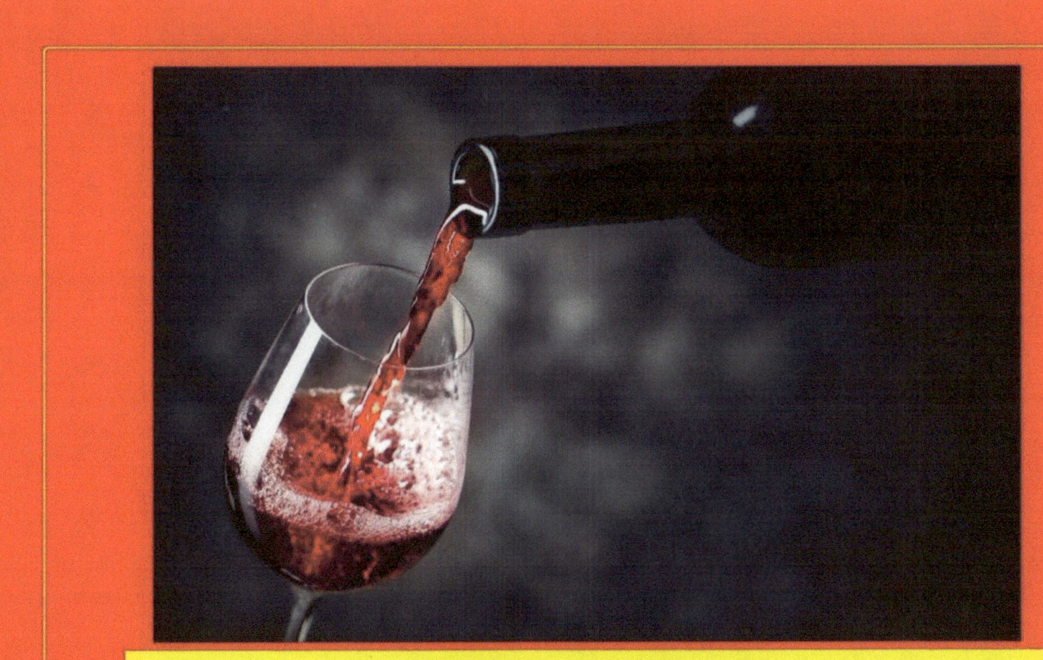

# Wein

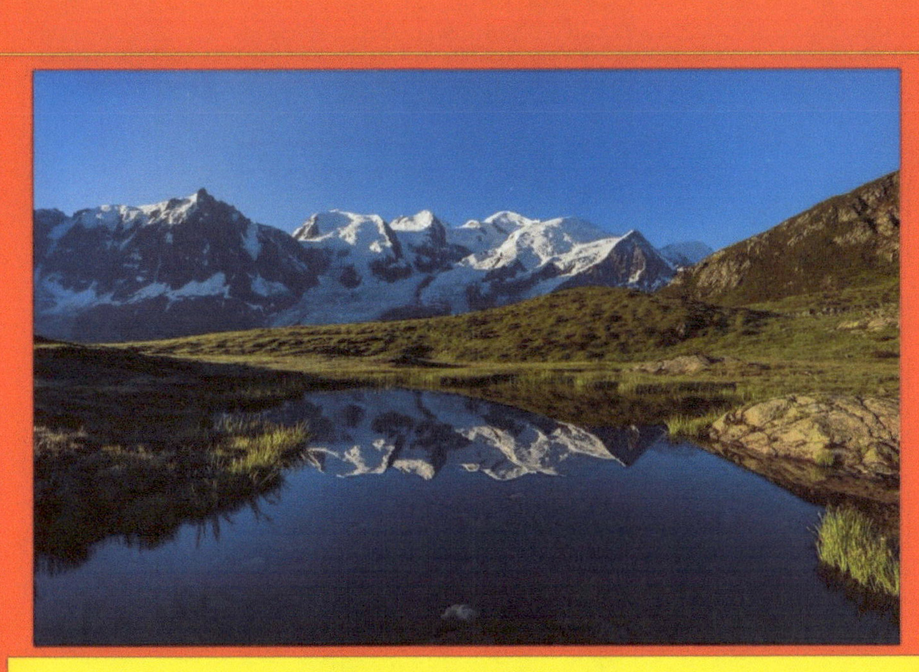

# Berg

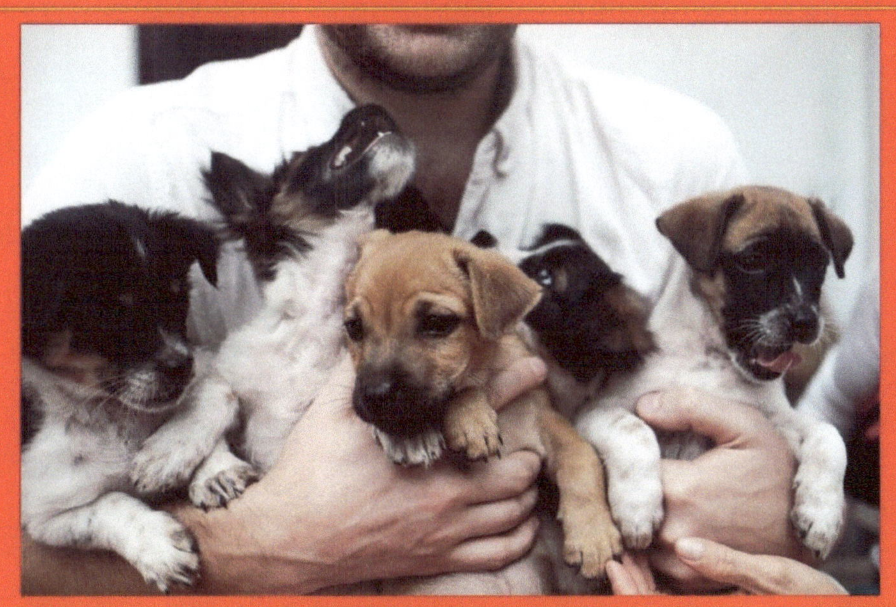

# Hunde

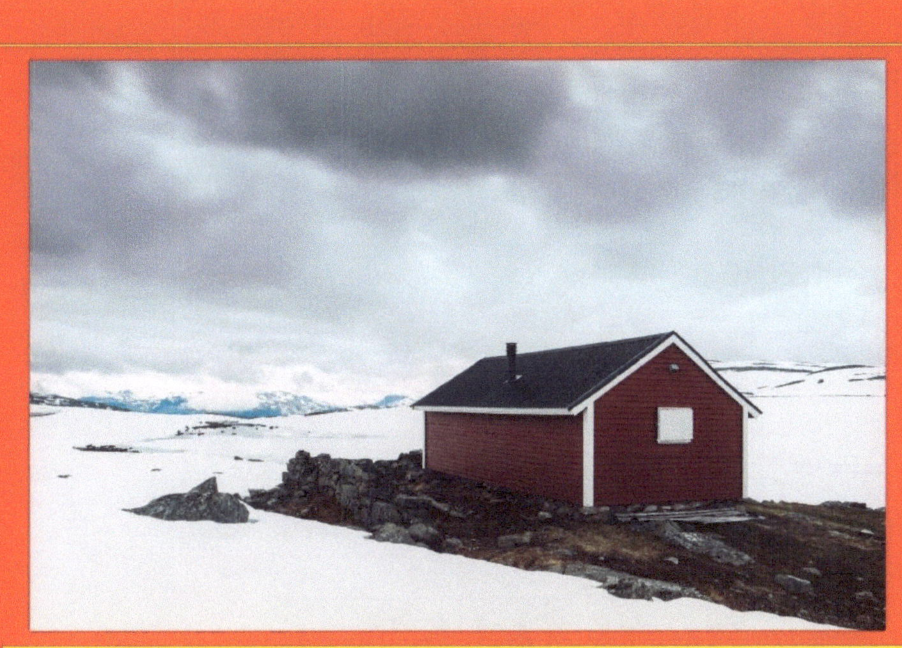

# Hütte

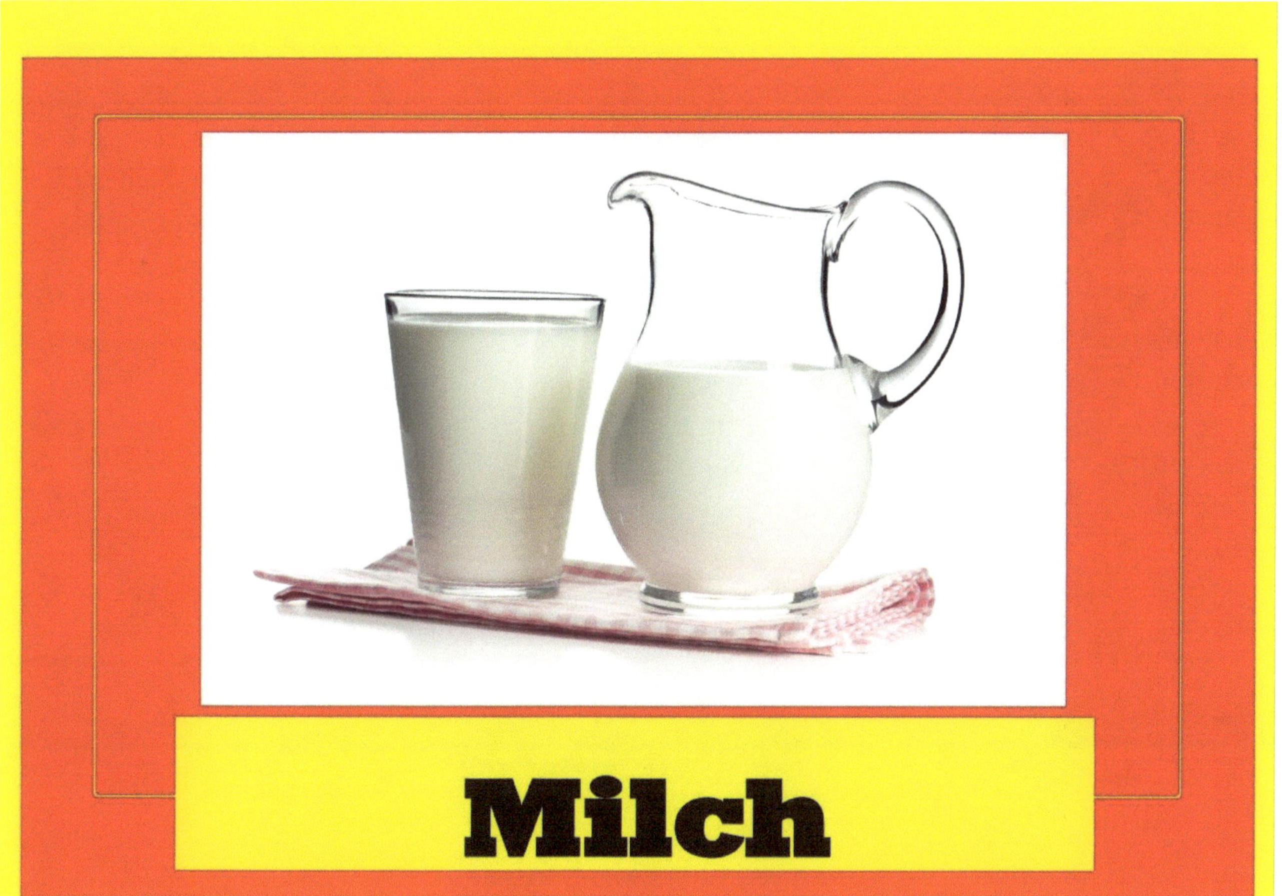

# Milch

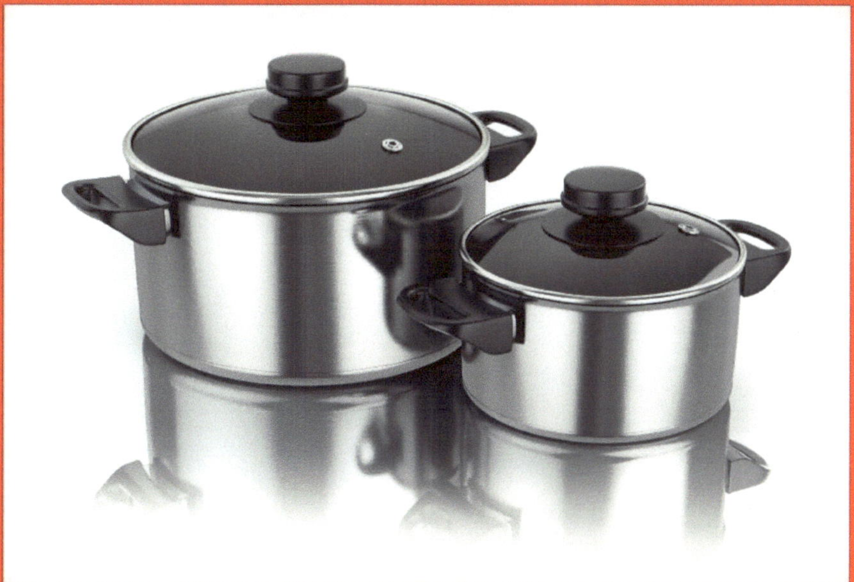

# Topf

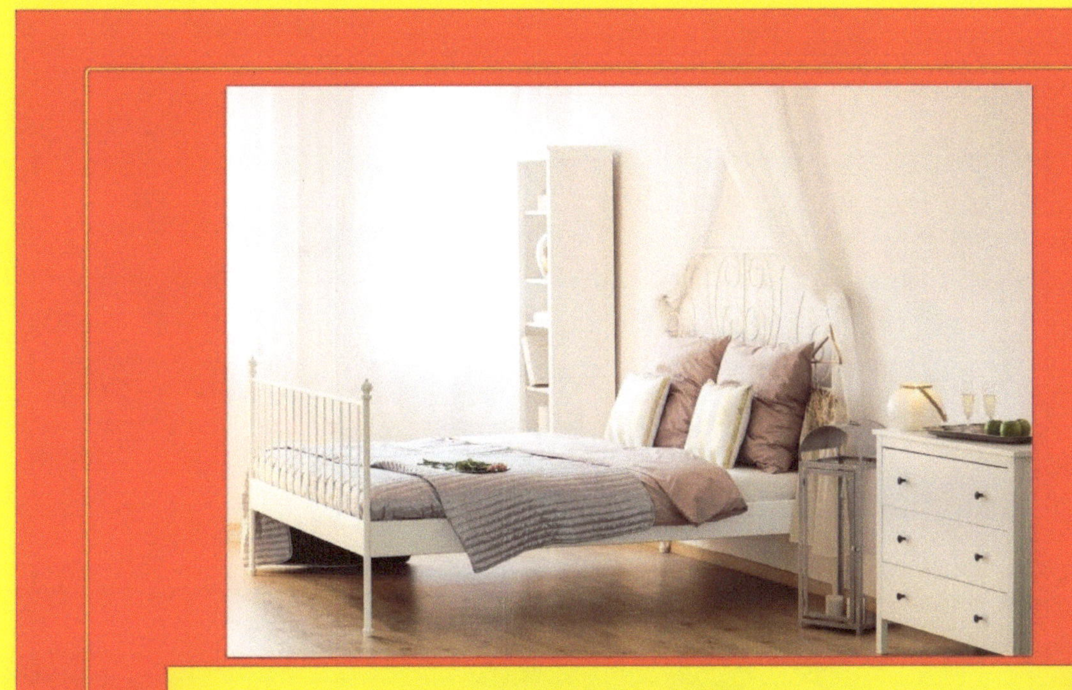

**Bett**

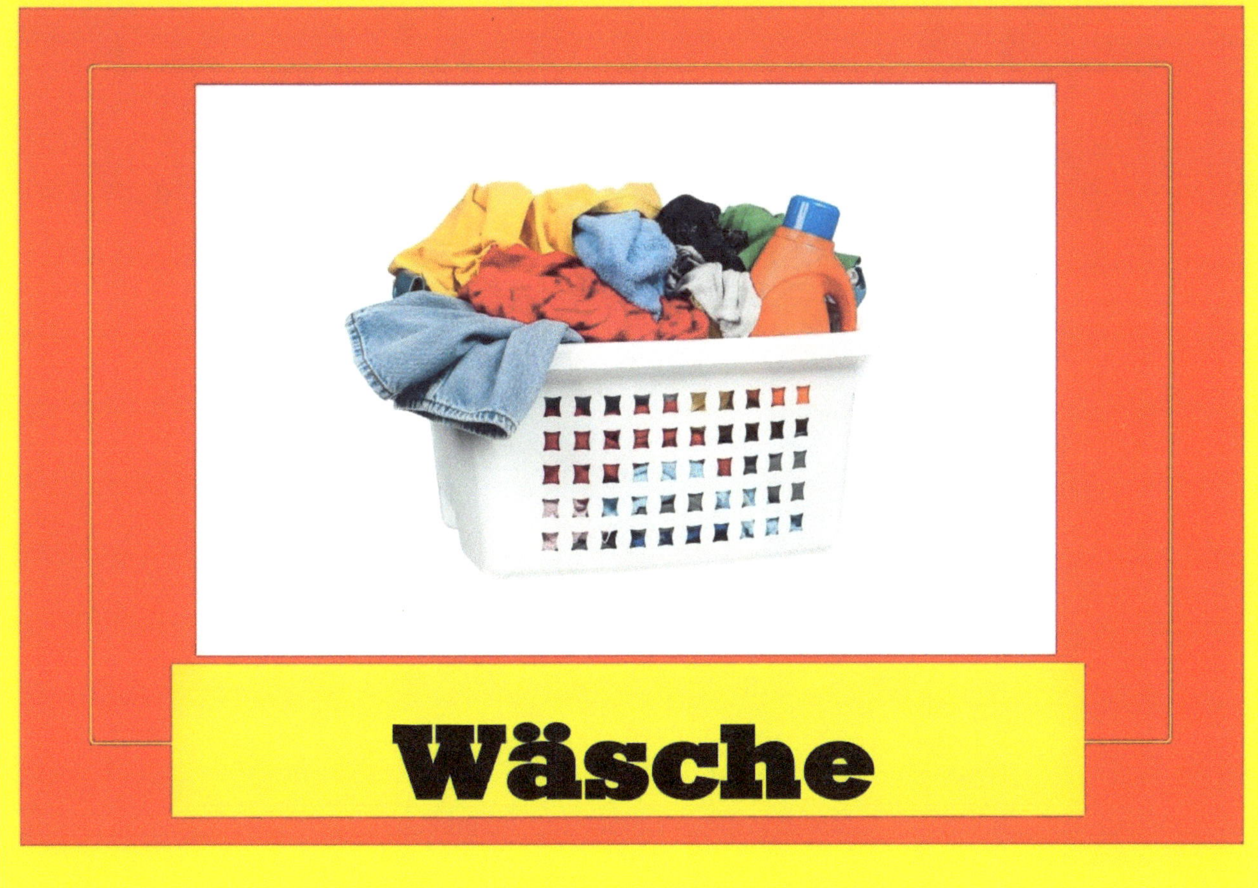

**Wäsche**